COLOR ATLASES

I. ATLAS OF CARDIOLOGY

I-1A Exercise sestamibi study **I-1B** Exercise sestamibi study **I-2** Transesophageal echocardiographic view **I-3** Transesophageal echocardiographic view

II. ATLAS OF DERMATOLOGY

A. Common Skin Diseases and Lesions
IIA-1 Acne vulgaris **IIA-2** Acne rosacea **IIA-3** Psoriasis **IIA-4** Atopic dermatitis **IIA-5** Dyshidrotic eczema **IIA-6** Seborrheic dermatitis **IIA-7** Stasis dermatitis **IIA-8A** Allergic contact dermatitis **IIA-8B** Allergic contact dermatitis **IIA-9** Lichen planus **IIA-10** Seborrheic keratoses **IIA-11** Vitiligo **IIA-12** Alopecia areata **IIA-13** Pityriasis rosea **IIA-14A** Urticaria **IIA-14B** Dermatographism **IIA-15** Epidermoid cysts **IIA-16** Keloids **IIA-17** Cherry hemangiomas **IIA-18** Frostbite **IIA-19** Frostbite

B. Cutaneous Neoplasms
IIB-20 Kaposi's sarcoma **IIB-21** Non-Hodgkin's lymphoma **IIB-22** Basal cell carcinoma **IIB-23** Mycosis fungoides **IIB-24** Metastatic carcinoma **IIB-25** Keratoacanthoma **IIB-26** Squamous cell carcinoma **IIB-27** Actinic keratoses

C. Pigmented Lesions—Benign and Malignant
IIC-28 Nevus **IIC-29** Dysplastic nevi **IIC-30** Superficial spreading melanoma **IIC-31** Lentigo maligna melanoma **IIC-32** Nodular melanoma **IIC-33** Acral lentiginous melanoma

D. Infectious Disease and the Skin
IID-34 Erysipelas **IID-35** Spread of herpes zoster with chemotherapy **IID-36** Varicella **IID-37** Herpes zoster **IID-38** Impetigo contagiosa **IID-39** Tender vesicles and erosions **IID-40** Lacy reticular rash of erythema infectiosum **IID-41** Molluscum contagiosum **IID-42** Oral hairy leukoplakia **IID-43** Pseudomembranous oral candidiasis **IID-44** Fulminant meningococcemia **IID-45** Rocky Mountain spotted fever **IID-46** Erythema chronicum migrans **IID-47** Primary syphilis **IID-48** Secondary syphilis **IID-49** Condylomata lata **IID-50** Secondary syphilis **IID-51** Tinea corporis **IID-52** Scabies **IID-53** Skin lesions **IID-54** Chancroid **IID-55** Condylomata acuminata **IID-56** A patient with features of polar lepromatous leprosy **IID-57** Skin lesions of neutropenic patients **IID-58** Septic emboli **IID-59** Vegetations **IID-60** Disseminated gonococcemia

E. Immunologically Mediated Skin Disease
IIE-61A Systematic lupus erythematosus **IIE-61B** Acute LE **IIE-62** Discoid lupus erythematous **IIE-63** Dermatomyositis **IIE-64** Scleroderma **IIE-65** Dermatomyositis **IIE-66** Scleroderma **IIE-67** Erythema multiforme **IIE-68** Dermatitis herpetiformis **IIE-69A** Pemphigus vulgaris **IIE-69B** Pemphigus vulgaris **IIE-70** Erythema nodosum **IIE-71** Vasculitis **IIE-72** Bullous pemphigoid

F. Skin Manifestations of Internal Disease
IIF-73 Acanthosis nigricans **IIF-74** Pretibial myxedema **IIF-75** Plaque of Sweet's syndrome **IIF-76** Bilateral rheumatoid nodules **IIF-77** Neurofibromatosis **IIF-78** Coumarin **IIF-79A** Sarcoid **IIF-79B** Sarcoid **IIF-80** Pyoderma gangrenosum

III. ATLAS OF ENDOSCOPIC FINDINGS

III-1 Normal esophagus **III-2** Peptic regurgitant esophagitis **III-3** Ulcerated squamous cell carcinoma **III-4** Moniliasis of the esophagus **III-5** Barrett's metaplasia of the esophagus **III-6** Normal body of the stomach **III-7** Large, benign, lesser curve gastric ulcer **III-8** Gastric polyp **III-9** Arteriovenous malformation **III-10** Normal pylorus **III-11** Normal duodenal bulb **III-12** Duodenal ulcer **III-13** Normal papilla of Vater **III-14** Periampullary carcinoma **III-15** Endoscopic papillotomy **III-16** Normal colon **III-17** Colonic adenomatous polyp **III-18** Colonic adenomatous polyps **III-19** Colon adenocarcinoma **III-20** Crohn's colitis **III-21** Severe ulcerative colitis **III-22** Kaposi's sarcoma **III-23** Colonic varices **III-24** Ileal pouch

IV. ATLAS OF FUNDUSCOPIC FINDINGS

IV-1 Retinal vasculitis, uveitis, and hemorrhage **IV-2** Cytomegalovirus **IV-3** Hollenhorst plaque **IV-4** Central retinal artery occlusion **IV-5** Hypertensive retinopathy **IV-6** Central retinal vein occlusion **IV-7** Anterior ischemic optic neuropathy **IV-8** Retrobulbar optic neuritis **IV-9** Optic atrophy **IV-10** Papilledema **IV-11** Optic disc drusen **IV-12** Retinal detachment **IV-13** Glaucoma **IV-14** Age-related macular degeneration **IV-15** Diabetic retinopathy **IV-16** Retinitis pigmentosa **IV-17** Melanoma of the choroid **IV-18** Kayser-Fleischer ring

V. ATLAS OF HEMATOLOGY

V-1 Normal blood smear **V-2** β-Thalassemia intermedia **V-3** Uremia **V-4** Burkitt's lymphoma **V-5** Marrow iron stores **V-6** Multiple myeloma (marrow) **V-7** Reactive lymphocytes (infectious mononucleosis) **V-8** Immunohemolytic anemia **V-9** Leukoerythroblastic smear **V-10A** Normal granulocyte **V-10B** Normal monocyte and lymphocyte **V-11** Normal granulocyte precursors in marrow **V-12** Leukemic cell in acute promyelocytic leukemia **V-13** Aplastic anemia **V-14** Normal bone marrow biopsy **V-15** Erythroid hyperplasia **V-16** Iron-deficiency anemia **V-17** Chronic lymphocytic leukemia **V-18** Hodgkin's disease, mixed cellularity **V-19** Marrow fibrosis **V-20** Acute myelocytic leukemia **V-21** Liver disease **V-22** Diffuse large B cell lymphoma **V-23** Neutrophils with toxic granulation **V-24** Megaloblastic anemia **V-25** Leukemic cells in acute lymphoblastic leukemia **V-26** Hereditary spherocytosis **V-27** Spur cell anemia **V-28** Traumatic hemolysis **V-29** Granulocytic hyperplasia **V-30** Follicular lymphoma **V-31** Auer rod **V-32A** Normal eosinophil **V-32B** Basophil **V-33** Megaloblastic erythropoiesis **V-34A** Chédiak-Higashi anomaly **V-34B** Pelger-Hüet anomaly **V-35** Band with Döhle body **V-36** Chronic granulocytic leukemia **V-37** Ringed sideroblast **V-38** Hypersegmentation **V-39** Sickle cell anemia **V-40** Adult T cell leukemia/lymphoma

VI. ATLAS OF DIAGNOSTIC MICROBIOLOGY

VI-1 Gram-stained sputum **VI-2** *Streptococcus pneumoniae*
P. falciparum—thin film: **VI-3 to VI-8**
P. vivax—thin film: **VI-9 to VI-13**
P. ovale—thin film: **VI-14 to VI-17**
P. malariae—thin film: **VI-18 to VI-21**
Babesia—thin film: **VI-22**
P. falciparum—thick film: **VI-23, VI-24**
P. vivax—thick film: **VI-25 to VI-27**
P. ovale—thick film: **VI-28 to VI-30**
P. malariae—thick film: **VI-31 to VI-33**